TRAITÉ MÉDICAL

DES CATARACTES

PARIS, IMPRIMERIE JOUAUST ET FILS, RUE SAINT-HONORÉ, 338.

TRAITÉ MÉDICAL

DES CATARACTES

DES NÉVRALGIES, AMAUROSES, ETC.

OU

EXPOSÉ DES PRINCIPES ET DES MOYENS DE PROCURER LA GUÉRISON
DES MALADIES QUI CAUSENT LE TROUBLE, L'AFFAIBLISSEMENT
ET LA PERTE DE LA VUE

QUATRIEME ET NOUVELLE ÉDITION

PAR LE Dr DROUOT

Ex-Professeur de Médecine à l'Athénée de Paris ; auteur d'un TRAITÉ de
Médecine rationnelle et de Thérapeutique spécifique, de Mémoires sur les
erreurs des oculistes, sur le résultat des opérations de la cataracte pratiquées
par les oculistes, sur les effets pernicieux du mercure, etc., etc.

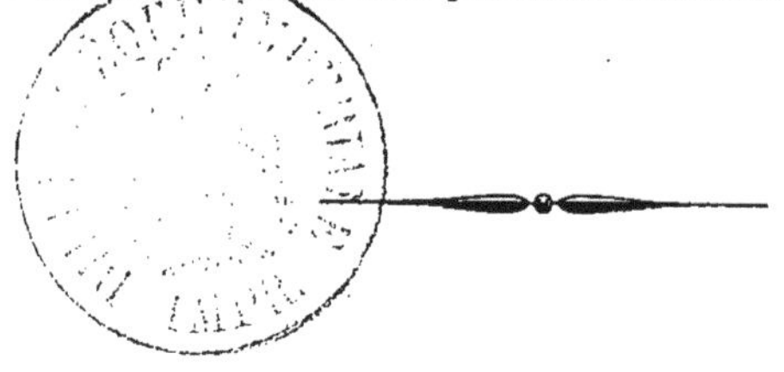

PARIS

CHEZ L'AUTEUR, BOULEVARD MALESHERBES, 17

ET CHEZ GERMER-BAILLIÈRE, LIBRAIRE
Rue de l'École-de-Médecine, 17

1863

Mlle *Gourgas*, propriétaire à Genève, place de l'Hôtel-de-Ville, nous fut adressée par M. le général comte de la Sarraz (déjà cité). Cette dame ne voyait plus à lire et à écrire. Elle était affectée de cataractes aux deux yeux, causées par des névralgies et des congestions continuelles. Depuis que les cataractes, les névralgies et les congestions se sont dissipées, Mlle Gourgas voit parfaitement des deux yeux (juin 1857) (1).

Mlle *Gourgas* a confié à nos soins une dame de ses amies, cousine de M. le baron de Fayhel, ancien ambassadeur, auquel, à l'âge de quatre-vingt-trois ans, nous avons rendu la vue, bien qu'il fût affecté de cataractes développées au point que depuis deux ans il ne voyait plus à lire et à écrire. Cette amie de Mlle Gourgas, Mme Archer, de Genève, qui était affectée d'une cataracte à moitié formée à l'œil droit, d'une cataracte commençante à l'œil gauche, voit à lire de l'œil le plus malade, guérira parfaitement des deux yeux, et conservera la vue malgré les prévisions et les assertions de tous les oculistes, de tous les médecins, qui lui ont déclaré que c'était impossible !!!

(1) Avant de partir pour Paris, Mlle Gourgas avait consulté, entre autres, un *célèbre* oculiste de Genève qui lui avait dit qu'il fallait se résigner à subir l'opération de la cataracte. Deux ans après avoir été guérie, cette dame, ayant eu accidentellement les paupières enflammées, retourna chez cet oculiste, qui, ne trouvant plus de cataracte dans ses yeux, lui dit : Je croirais plutôt que je me suis trompé, et que vous n'avez eu jamais la cataracte, que de croire qu'on vous a guérie ou qu'on a pu vous guérir...

M. le baron *d'Antès*, rue de l'Arcade, affecté de cataractes aux deux yeux par suite de congestions cérébro-oculaires, ne voyait plus à se conduire le soir, à lire, écrire, etc. Adressé à nous par Mme la comtesse de Nesle, que nous avons guérie de cataractes aux deux yeux depuis longues années, M. le baron d'Antès voit parfaitement à lire, écrire, se conduire, depuis trois ans (1858).

M. *Orsel*, propriétaire, 80 ans, rue des Petites-Ecuries, était affecté de cataractes aux deux yeux, r.e voyait plus depuis cinq ou six mois à lire, écrire, etc., ne pouvait supporter la lumière, voyait plusieurs objets pour un, etc., etc. M. Orsel voit aujourd'hui parfaitement à lire des deux yeux, n'éprouve aucune fatigue à la lecture, qu'il continue plusieurs heures par jour ; aucune douleur dans les yeux. Nous donnons en ce moment des soins au frère de M. Orsel, affecté, comme il l'était, de cataractes aux deux yeux (1858).

M. *Jobin*, rue des Fossés-Saint-Jacques, avait perdu un œil par suite de congestions cérébro-oculaires, accompagnées de névralgies, qui avaient déterminé la formation d'une cataracte complète depuis plusieurs années, à l'œil droit. Une cataracte, sous l'influence des mêmes causes, s'était formée dans l'œil gauche. Depuis un an, il ne voyait plus à lire et à écrire. Il éprouvait des douleurs violentes et incessantes à la tête, des élancements névralgiques continuels dans l'œil, etc., etc. M. Jobin voit parfaitement à lire et à écrire. Les accidents qui

avaient causé et accompagné la perte de la vue se sont
dissipés. Il a pu reprendre des travaux scientifiques qu'il
avait cru pour toujours abandonnés , et la guérison s'est
confirmée (18 juin 1857).

M. *de Boille*, négociant de Lyon, rue d'Isly, affecté de
cataractes aux deux yeux , suite de congestions cérébro-
oculaires, accompagnées de névralgies, d'iritis, de photophobie, etc., etc., ne voyait plus à lire ni d'un œil ni de
l'autre. M. de Boille nous fut adressé par Mme Brice, une
de nos anciennes clientes déjà citée. Aujourd'hui, M. de
Boille voit à lire , écrire, etc. Les accidents amaurotiques
se sont complétement dissipés.

M. *Pluveau*, propriétaire, rue Galande, était affecté
de cataractes aux deux yeux. Sur le conseil des oculistes,
il se soumit à l'opération de l'œil droit. La première opération fut sans succès. Il se soumit à une seconde opération aussi inutile que la première et qui n'eut pour résultat que l'atrophie de cet œil... Eclairé sur le résultat des
opérations, M. Pluveau nous fut recommandé par
Mme Rouvier, déjà citée. En ce moment, M. Pluveau
voit parfaitement à se conduire et peut lire des caractères d'une impression ordinaire. Il existe encore dans
l'œil une faiblesse nerveuse, qui est la suite de l'action
sympathique des douleurs qu'il a éprouvées pendant six
mois dans l'œil opéré.

M. *Léger*, propriétaire, rue de Vaugirard, éprouva, à
la suite de congestions sanguines à la tête, un brouillard

épais sur les deux yeux, accompagné de stries brillantes, de lignes, de points noirs, etc., etc. Ces brouillards ou ces cataractes (ces deux mots signifient la même chose) se développèrent au point de l'empêcher de voir à lire et à écrire. De ces cataractes ou brouillards, de ces photophobies, il ne reste à M. Léger, aujourd'hui que cette disposition de l'œil que les oculistes traitent comme une maladie et qui n'existe plus dès que la personne met des lunettes convenables. M. Léger voit parfaitement de très-loin et parfaitement à lire et sans fatigue, à l'aide de lunettes. Il voit certains objets doubles quand il n'a pas de lunettes.

M. *Milan*, un de nos plus anciens clients, que nous avons guéri de la cataracte il y a seize ans, nous a recommandé M. *Guilbot*, affecté d'une cataracte complète à l'œil gauche et formée sur l'œil droit au point de l'empêcher de voir à lire, écrire, se conduire. Après trois mois de traitement seulement, M. Guilbot voyait à lire le journal avec facilité d'un œil et pouvait se conduire facilement par les rues de l'œil qui avait été complétement obscurci par cataracte.

Lady *Warender*, qui habite depuis longues années Versailles, nous vint par la recommandation d'un grand nombre de personnes de sa connaissance que nous avons guéries depuis plusieurs années. Cette dame était affectée de cataractes aux deux yeux, de névralgies qui avaient précédé le développement des cataractes, et de congestions dans les globes oculaires internes, trois

causes de cécité inévitable dans l'opinion des plus célèbres oculistes de l'Europe... Depuis trois ans lady Warender a parfaitement recouvré et conservé la vue, et la
conservera assurément, malgré les condamnations qu'elle
a subies.

Une connaissance de lady Warender, Mme *de Mortemart*, de Versailles, était affectée de cataractes aux deux
yeux, par suite de névralgies cérébro-oculaires invétérées. Les névralgies ayant été détournées, sa vue s'est
parfaitement rétablie par la disparition des cataractes,
et se maintiendra aussi longtemps que les névralgies ne
se reporteront pas sur les yeux, chose facile à éviter.

Mme la comtesse de *Vaublanc*, fille de M. de Vaublanc, ancien ministre de Louis XVIII, rue du Bac, était
affectée de cataractes aux deux yeux, ne voyait plus depuis un an à lire et à écrire ; avait, depuis deux ans,
cessé de peindre ; éprouvait des névralgies violentes dans
les yeux, etc., etc. Cette dame nous fut adressée par
Mme du Saint-Sacrement, de l'Abbaye-aux-Bois, par
M. Parent, ancien peintre du cabinet de Louis XVIII,
déjà cités. Depuis trois ans, Mme la comtesse de Vaublanc voit parfaitement à lire ; la lecture est sa seule distraction, étant depuis longtemps privée de l'ouïe.

M. *Vegan*, propriétaire à Vaux-le-Pénil, près Melun,
et un de nos anciens clients, nous a adressé M. *Duguy*,
propriétaire, son voisin. Depuis six mois, M. Duguy, affecté de cataractes aux deux yeux, ne voyait plus à écrire.

Après un mois seulement de traitement, M. Duguy a vu, ainsi que nous l'avions annoncé, à écrire comme il écrivait un an auparavant.

Nous avons revu dernièrement (mai 1857) Mme *de Maismon*, de Versailles. Cette dame était affectée de cataractes aux deux yeux, ne pouvait plus lire, écrire, et éprouvait de vives douleurs à la lumière ; santé déplorable. Abandonnée de son médecin, qui avait déclaré ne plus devoir rien attendre que du temps, la santé et les yeux de Mme de Maismon sont aujourd'hui dans un état parfaitement satisfaisant ; elle n'éprouve plus ou presque plus de névralgies ; elle voit à lire, écrire, etc.

M. le comte *de Gondrecourt*, de Nancy, était depuis trois ans affecté de cataractes compliquées de congestions aux deux yeux, ne pouvait plus voir à lire, écrire, etc. Depuis plus d'un an, M. de Gondrecourt voit à lire, écrire, etc. Nous avons, après lui, donné des soins à sa nièce, Mme la comtesse Élisabeth, chez laquelle des névralgies qui la travaillaient depuis vingt ans avaient causé la production de cataractes aux deux yeux, et que nous avons guérie et de ses cataractes et de ses névralgies.

Depuis un an, M. *Lapierre*, de Nancy, ne voyait plus à lire et à écrire ; après un mois seulement de traitement, M. Lapierre voit à lire et à écrire.

Mme la comtesse *Cronsted*, rue de l'Arcade, était affectée de cataractes glaucomateuses aux deux yeux depuis plusieurs années. Ces cataractes étaient la suite de convulsions cérébro-oculaires qui avaient entraîné le strabisme ; la comtesse n'apercevait le jour qu'à travers des flocons épais nuancés de jaune, de rouge, de vert, suite d'épanchements de sang dans les globes oculaires internes. Elle ne voyait pas à s'asseoir dans un fauteuil sans le toucher de ses mains. Après quatre mois de soins, Mme la comtesse voit à se conduire seule par les rues, lit des caractères imprimés d'une grosseur moyenne, ne louche plus, ne voit plus les flocons irisés dont nous venons de parler, n'éprouve aucune sensation pénible à la lumière, et est en voie parfaite de guérison sous le rapport de ses yeux et de sa santé.

Mme *Milner-Gibson*, de Manchester, éprouvait depuis longues années des congestions à la tête, était sujette à des névralgies opiniâtres, lorsqu'il se forma des cataractes sur ses deux yeux ; peu à peu ces cataractes s'épaissirent au point qu'elle ne pouvait plus travailler, lire, etc. Après trois mois de traitement, Mme Milner était guérie de ses cataractes, de ses névralgies et de ses congestions ; elles voyait parfaitement des deux yeux, même le soir à la lumière, obligée encore à de grands ménagements cependant. Cette dame nous avait été adressée par Mme Gordon, dont nous avions guéri la mère lady Compton, trois ans auparavant, de cataractes aux deux yeux, et que nous avons revue cette année (1858).

Mme *Tissot*, rue de Béthisy, était affectée de cataractes aux deux yeux, et voyait à peine à se conduire. Elle nous fut adressée par M. le docteur Berthelot, il y a cinq ans. Nous avons revu Mme Tissot dernièrement (mars 1858) : elle a parfaitement conservé la vue, qu'elle a recouvrée par nos soins.

Le colonel *Read*, rue d'Alger, fut, à la suite d'un iritis chronique, affecté d'une cataracte à l'œil gauche, et ne pouvait distinguer que de gros objets à travers un brouillard épais parsemé de taches de sang ; ces accidents avaient été précédés et accompagnés de névralgies continuelles dans la tête et les yeux. Sa santé en était gravement compromise. Après la disparition de la cataracte, le colonel y a vu aussi bien qu'auparavant. La névralgie et l'iritis n'existaient plus.

Mme *David*, négociant, cloître Saint-Benoît, était affectée de cataractes aux deux yeux, développées à la suite de violentes névralgies déterminées par de grands chagrins ; un brouillard épais lui cachait les objets ; elle ne pouvait les fixer un instant sans perdre la vue, etc. Après trois mois de traitement Mme David a parfaitement recouvré la vue ; ses douleurs névralgiques ne se reproduisent qu'à de longs intervalles, et n'exercent aucune influence sur ses yeux, qui ne voient plus encore aujourd'hui aucun brouillard, taches, mouches, étincelles, etc. (1).

(1) La belle-sœur de M. David était complétement aveugle par suite de cataractes compliquées de névralgies, d'hallucinations, etc. Nous n'avons accepté qu'à notre corps défendant de donner des soins à cette dame, qui aujourd'hui (juillet 1858) n'éprouve plus aucune névralgie, aucune hallucination, et voit à se conduire.

M. *Hémar*, conseiller à la Cour impériale de Paris, était depuis longues années affecté d'une cataracte complète à l'œil droit; une cataracte s'était formée sur l'œil gauche; déjà il commençait à ne plus pouvoir lire ni écrire. M. H., que nous avons revu en mai 1857, a parfaitement recouvré et conservé la vue que nous lui avions rendue. La cataracte ne s'est point reproduite depuis huit ans.

M. *Rousset*, rue de Tivoli, avocat à la Cour impériale de Paris, avait, il y a quatre ans, perdu complétement la vue de l'œil droit. Par suite du développement de la cataracte sur l'œil gauche, il ne pouvait plus lire et écrire, et commençait à ne se conduire qu'avec peine dans les rues. M. Rousset a, par nos soins, recouvré et conservé la vue jusqu'à ce jour (1863).

Mme la comtesse *de Riaucourt*, de Nancy, était affectée de la cataracte aux deux yeux; de l'œil droit, elle ne pouvait plus lire ni écrire; ces cataractes étaient compliquées de névralgies, etc. Après un mois de traitement, Mme de Riaucourt n'éprouvait plus et n'a plus éprouvé de névralgies; après trois mois, elle voyait à lire de l'œil qui avait été le plus affecté. Mme la comtesse de Riaucourt nous a été adressée par Mme la comtesse Grenier, déjà citée.

Mme *Omer*, rue de la Poterie, ne voyait plus à se conduire par suite de cataractes lenticulaires aux deux yeux; après deux mois de traitement, elle se conduisait avec facilité dans les rues, et pouvait lire des caractères moyens.

Mme *de Tugny*, de Soissons, nous fut adressée par Mme la comtesse de Nesle, une de nos plus anciennes clientes. Cette dame, qui, un an auparavant, nous avait consulté, était affectée de cataractes aux deux yeux, suite de congestions et d'accidents névralgiques. Après un mois de traitement, les névralgies étaient suspendues, les points noirs avaient disparu ; après trois mois de traitement, la vue était très-bonne des deux yeux, sauf quelques ressentiments de l'influence de la santé générale de loin en loin.

Nous avons donné des soins, il y a sept ans, à Mme *Lefèvre*, de S.-Germain ; cette dame avait perdu un œil (le gauche) depuis longues années (elle ne s'en était pas aperçue, ce qui arrive toujours tant que l'œil le meilleur fonctionne d'une manière régulière) ; une cataracte s'était formée sur l'œil droit ; cette dame ne voyait plus depuis longtemps à lire de cet œil. Depuis ce temps, Mme Lefèvre a éprouvé par deux fois des congestions apoplectiques, et, malgré ces accidents, elle a conservé la vue jusqu'à ce jour, 15 juin 1858.

M. *Edouard Lambelet*, de Neufchâtel (Suisse), était affecté de cataractes aux deux yeux par suite de congestions cérébro-oculaires et de dispositions consécutives à une petite vérole mal soignée dans son enfance. Ne pouvant plus lire ni écrire, ne se conduisant qu'avec peine au grand jour, M. Lambelet répugnait à l'idée de devenir aveugle, et, trop intelligent pour croire aux oculistes, qui lui déclaraient qu'il n'y avait rien à faire, il vint se confier à nous. Aujourd'hui, M. Lambelet voit à lire des deux yeux et n'éprouve plus aucune douleur dans les yeux ou à la tête.

M. le marquis *de Gab*—..., sénateur, à Montmorency, avait perdu l'œil gauche par suite d'une cataracte glaucomateuse ; sur l'œil droit s'était développée une cataracte striée volumineuse, et qui cependant, dans ses interstices, lui permettait de pouvoir lire, mais non sans éprouver des douleurs dans l'œil. Les globes oculaires étaient volumineux et poussés hors de l'orbite par suite de congestions chroniques ; l'os frontal gauche était tuméfié par suite d'une affection goutteuse, etc. Après trois mois de traitement, la cataracte était diminuée de moitié, les yeux revenus à leur volume naturel, les douleurs névralgiques suspendues ; l'os du front avait repris son état normal, et tout nous assure, sinon la guérison de l'œil droit, du moins la guérison parfaite du gauche et la conservation de la vue.

M. *Louis Gatineau*, de Villiers, après être revenu de la chasse en sueur, s'arrêta devant une fontaine ; il prit de l'eau dans ses deux mains et s'en aspergea pendant un quart d'heure le front et la figure. Le lendemain, ses deux yeux étaient rouges, ses paupières tuméfiées, impossibilité de les ouvrir, douleurs lancinantes dans les globes oculaires et dans la tête , etc. Quand cet état inflammatoire fut combattu et que les paupières purent s'ouvrir, M. Gatineau était aveugle : un nuage épais couvrait ses deux yeux ; il ne pouvait distinguer le jour qu'à travers un nuage rouge, bleu et violet ; des cataractes s'étaient formées à la suite de cette violente inflammation. Après quatre mois de soins, la vue est revenue aussi parfaite qu'avant cet accident.

Lady *Le Poor French*, St-Marys Bandford , Dorsetshire, nous a été adressée par Mme Vauham, déjà citée, et autres de nos clientes. Cette dame était affectée de cataractes aux deux yeux ; l'œil droit était complétement éteint ; de l'autre elle ne pouvait plus lire ni écrire. Lady French a recouvré parfaitement la vue. Les accidents qui avaient précédé et accompagné le développement des cataractes , névralgies , maux de tête , congestions, s'étaient dissipés. A son départ de Paris , lady French voyait à lire et à écrire pendant plusieurs heures par jour et sans fatigue.

M. *Verneur* , rue Baillet, affecté de cataractes aux deux yeux , ne voyait plus à lire et à écrire, à peine voyait-il à se conduire par les rues. Son père avait eu la cataracte ; ses deux sœurs ont été opérées de la cataracte et sont aveugles. M. Verneur nous a été adressé par Mme Dubois , qui, aveugle, complétement aveugle, a recouvré par nos soins assez de vue en ce moment pour voir à se conduire , jouer aux cartes, aux dominos, mais

ne peut encore lire et écrire, mai 1858. M. Verneur voit
à lire et à écrire , etc., etc.

Nous avons donné des soins , sur la recommandation
de M. le docteur *Fiévée* , son médecin et son ami , à
Mme Duperche, rue de la Victoire. Cette dame avait complétement perdu l'œil droit , et ne voyait plus à lire du
gauche par suite de cataractes *amaurotiques*. Nous n'a-
vons pas cité le nom de cette dame dans l'édition précé-
dente, afin d'attendre la confirmation de la guérison que
nous avions procurée : nous pouvons affirmer aujourd'hui
que Mme Duperche conservera la vue ; elle voit à lire , et
voit très-loin de l'œil gauche. Dans l'autre œil , la cataracte a été complétement dissipée ; l'amaurose a empê-
ché , jusqu'à ce jour, le retour parfait de la vue dans cet
œil.

M. *de Gouy* , de Nancy, nous a été adressé par
M. le comte de Gondrecourt (déjà cité), par Mme la comtesse de Riaucourt (déja citée), par Mme la comtesse
Grenier (déjà citée) , par Mme de Faublanc , etc. M. de
Gouy avait perdu l'œil gauche depuis plusieurs années ,
par suite de cataractes compliquées de névralgies, de
congestions , etc. L'œil droit était obstrué par une cataracte de nature glaucomateuse. M. de Gouy a parfaitement recouvré la vue de l'œil droit et la conservera, sauf
le retour des névralgies et des congestions, que nous lui
avons donné les moyens de prévenir.

Mme *Châale*, rue de Trévise, était affectée de cataractes compliquées de névralgies aux deux yeux ; l'œil gauche ne distinguait plus les objets ; du droit, Mme Ch. ne pouvait plus lire, écrire, etc. Mme Châale voit parfaitement, a recouvré la vue de l'œil droit ; du gauche, elle voit au loin, mais ne peut encore lire que de gros caractères d'écriture à la main.

M. *Joyard*, de Châlon-sur-Saône, avait perdu la vue depuis plusieurs années de l'œil gauche ; une cataracte s'était formée sur l'œil droit. Par moments, M. Joyard ne voyait plus les objets et ne pouvait voir à se conduire. (Il nous a été adressé par Mme la duchesse de Marmier, qui, aveugle, opérée par deux fois de la cataracte *sans succès*, a recouvré, par nos soins, une vue imparfaite encore, mais que nous espérons améliorer d'une manière satisfaisante.) Aujourd'hui, après quatre mois de soins, M. Joyard voit parfaitement de loin et de près ; il ne lui reste plus qu'un léger symptôme de diplopie, sensible seulement sur quelques objets éclairés par le soleil (juillet 1858).

Mlle *d'Herbour*, rue de Seine, 55, avait, dès son enfance, perdu l'œil gauche. La cataracte dans cet œil était complète ; dans l'autre, elle était à moitié formée. Mlle d'Herbour éprouvait depuis longtemps des maux de tête, des névralgies, des congestions. Aujourd'hui, après quatre mois de traitement, les maux de tête, les névralgies, les congestions et les cataractes se sont complétement dissipés ; Mlle d'Herbour voit parfaitement à lire ; elle voit au loin et très-loin ; l'œil même dans lequel la cataracte était complète a recouvré la vue ; de cet œil Mlle d'Herbour voit à se conduire. Mlle d'Herbour nous a été adressée par les amis de M. de Kispotter, déjà cité.

Une dame qui demeure rue de Sèvres, amie de M. le baron d'Antès, déjà cité, avait complétement perdu l'œil gauche entre les mains des oculistes en réputation à Paris, qui la travaillaient, nous a-t-elle dit, depuis onze ans. Réduite à ne pouvoir plus lire de l'œil droit, cette dame, chez laquelle des névralgies était la première cause de la perte de sa vue, réclama nos soins. Après deux mois de traitement, elle n'éprouvait aucune douleur névralgique, et elle voit aujourd'hui à lire, écrire, etc.

Mme *de Bouryon*, rue d'Astorg, après trois années passées sous les traitements d'un oculiste en vogue qui nie la possibilité de la *guérison* médicale des cataractes, bien qu'il ait eu cent fois la conviction du contraire, devenait de jour en jour plus aveugle et ne voyait plus à lire ni d'un œil ni de l'autre. Après deux mois de traitement, Mme de Bouryon n'a plus de névralgies et voit à lire des deux yeux.

M. *Lheureux*, propriétaire, rue Folie-Méricourt, à Paris, avait subi l'opération de la cataracte à l'œil droit ; la pupille de cet œil était couverte d'une cataracte secondaire ; l'œil gauche était atteint d'une cataracte capsulo-lenticulaire, accompagnée de douleurs névralgiques, taches nuageuses, etc. M. Lheureux ne voyait qu'avec la plus grande difficulté à lire de cet œil, et par moments. M. Lheureux a parfaitement guéri de la cataracte à l'œil gauche, voit à lire, écrire sans fatigue, et au besoin pourrait se conduire par les rues de l'œil opéré, dans lequel la cataracte s'est presque entièrement résorbée (1862).

M. *Briquet*, propriétaire à Anisy, canton de La Fère, avait perdu complétement l'œil droit depuis deux ans, par suite du développement d'une cataracte complète. Depuis six mois il ne voyait plus à lire et à écrire de l'œil gauche ; à peine pouvait-il se conduire par les rues en se faisant accompagner par son domestique. M. Briquet a parfaitement guéri de l'œil gauche, la cataracte s'est dissipée. Il voit parfaitement à lire, écrire, se conduire, etc., etc.

Mme *Boutwel*, propriétaire à Choisy-le-Roi, belle-sœur de Mme David, citée dans cet ouvrage, était affectée de cataractes lenticulaires complètes aux deux yeux. Ces cataractes étaient compliquées de névralgies, hallucinations, etc. Une première fois nous avions refusé d'entreprendre sa guérison, le cas nous paraissant trop grave. Plus tard, sur ses instances et sur celles de sa belle-sœur, nous avons entrepris la guérison des névralgies d'abord, et des cataractes ensuite. Aujourd'hui, sans avoir une vue excellente, Mme Boutwel voit à vaquer aux soins de son ménage, à se conduire, à lire de gros caractères ; elle n'éprouve plus de maux de tête depuis plusieurs mois, plus d'hallucinations, etc.

M. *Duchemin*, propriétaire à Villiers-le-Bel, et rue Servandoni, à Paris. Tous les oculistes de Paris consultés par M. Duchemin l'avaient engagé à ne rien faire pour arrêter la marche des cataractes dont il était atteint aux deux yeux. Un de ses amis, qui avait été opéré de la cataracte à l'œil droit sans succès, mais non sans de vives douleurs, l'engagea à ne point se faire faire l'opération. M. Duchemin, effrayé, cherchait à se faire illusion sur sa position, et s'obstinait à sortir seul pour sa promenade accoutumée, lorsqu'en plein jour il alla se jeter dans le bassin du jardin du Luxembourg. Ce fut quelque temps après cet accident que, sur les instances de nos clients ses voisins de campagne, il vint réclamer nos soins. Les cataractes étaient de nature lenticulaire et complètes aux deux yeux. Il ne pouvait dire combien de doigts de la main on lui présentait à cinq ou sept centimètres de distance de l'un ou l'autre œil. Après un mois de traitement, M. Duchemin distinguait toutes les personnes qui se trouvaient, compagnes d'infortune, réunies dans le même salon ; après deux mois, il vient seul, suivi de son domestique, de la rue Servandoni à la rue de Luxembourg, et voit à lire et à écrire.

M. *Maché*, propriétaire à Versailles, avait depuis trois ans perdu complétement l'œil droit, par suite de la formation d'une cataracte lenticulaire compliquée d'amaurose. Une cataracte lenticulaire, accompagnée de douleurs névralgiques, avait obscurci l'œil gauche. Cet œil éprouvait des douleurs à la lumière vive, et ne voyait qu'à travers des taches noires et jaunâtres. La lecture était difficile, sinon impossible ; à cela se joignaient des congestions cérébro-oculaires. M. Maché s'est soumis pendant trois mois à un traitement quotidien qui l'a délivré de ses cataractes et des accidents qui les avaient précédées ou accompagnées. Il voit parfaitement à lire et écrire, et n'éprouve aucune douleur dans la tête ou dans les yeux.

M. *Viton*, rue d'Enfer, à Paris, ne voyait plus aucun objet, c'est-à-dire ne pouvait distinguer aucun objet de près ou de loin, par suite de la formation d'une cataracte capsulo-lenticulaire complète sur l'œil gauche. De l'œil droit M. Viton ne voyait à lire qu'avec la plus grande difficulté à travers un brouillard épais. Le malade éprouvait des douleurs névralgiques violentes depuis longtemps ; ces névralgies furent guéries en peu de jours. M. Viton voit à lire, après trois mois de soins, de cet œil même dans lequel la cataracte était complète.

M. *Cuënen*, armateur à Dunkerque, avait complétement perdu la vue de l'œil gauche depuis plusieurs années, par suite d'une cataracte glaucomateuse. L'œil droit était obscurci d'une cataracte lenticulaire, accompagnée de douleurs vives dans la tête et dans les yeux (névralgies). La cataracte ayant marché rapidement en peu de emps, M. Cuënen craignait de devenir aveugle sous peu de jours quand il vint réclamer nos soins. M. Cuënen a guéri parfaitement de la cataracte et de ses complications. Il voit parfaitement de l'œil droit.

M. le général *Bibiscof*, de Moscou, affecté de cataractes lenticulaires aux deux yeux, commençait à ne voir plus à lire et à écrire. Pendant les deux mois qu'il a passés à Paris il a recouvré la faculté de lire et d'écrire avec facilité.

M. *Town*, de Glascow, venait de subir l'opération de la cataracte à l'œil droit, en Allemagne. A la suite de l'opération, de vives douleurs se répandirent de l'œil opéré dans celui où la cataracte était commençante. Cette cataracte s'accrut au point qu'après un séjour de trois semaines à Paris, il ne voyait plus à se conduire seul par les rues. M. Town s'adressa à nous, par la recommandation de lady French (citée dans ce livre). M. Town voit aujourd'hui parfaitement de cet œil, et les névralgies, qui se sont dissipées dans le premier mois du traitement, ne se sont pas reproduites.

Mme *Thuet de Sailly*, propriétaire à Vierzon et à Orléans, avait complétement perdu la vue de l'œil gauche, depuis deux ans, par suite d'une cataracte glaucomateuse, précédée et accompagnée de douleurs névralgiques. Une cataracte de même nature, c'est-à-dire accompagnée de maux de tête, de névralgies, de congestions, etc., s'était développée dans l'œil droit au point que cette dame ne voyait plus à lire, écrire, etc., et par moments ne pouvait soulever ses paupières. La névralgie avait tellement affaibli les nerfs des yeux, que sitôt que cette dame cherchait à fixer un objet pour le distinguer, la vue se perdait. Mme de Thuet voit aujourd'hui parfaitement de l'œil ganche ; la cataracte est parfaitement guérie, la pupille parfaitement noire, et tous les symptômes de névralgie et de congestion se sont complétement dissipés depuis plusieurs mois.

Mme *Rihouet*, de Nantes, propriétaire, demeurant à Pierrier (Manche), avait complétement perdu la vue de l'œil droit, par suite du développement d'une cataracte lenticulaire. De l'œil gauche, la cataracte était compliquée d'une conjonctivite chronique qui avait entraîné le renversement de la paupière inférieure. (Les oculistes, pour guérir ces renversements des paupières, enlèvent une portion de la peau avec des ciseaux courbes.) Les cataractes avaient cté précédées de congestions cérébro-oculaires, de névralgies, etc. Après trois semaines de traitement, les névralgies avaient cessé ; après *deux mois,* Mme Rihouet voyait à lire *de l'œil droit aussi bien que du gauche;* seulement le cas offrait cela de particulier, que pour pouvoir lire d'un œil elle était obligée de fermer l'autre. Mme Rihouet est repartie, après trois mois voyant très-bien des deux yeux ; la paupière de l'œil gauche avait repris sa forme naturelle, et les soins donnés à sa santé avaient produit le meilleur résultat.

M. *Escalier*, propriétaire à Auxerre. Il y a treize ans, nous avions donné des soins à M. Escalier, affecté de cataractes aux deux yeux. Sa vue était restée bonne jusqu'à ce jour (novembre 1859), lorsque, à la suite de maux de tête et de congestions, un nuage épais se répandit sur ses yeux, et il ne vit plus les objets qu'à travers un bandeau de diverses couleurs. Cette tendance à la reproduction des cataractes fut complétement dissipée dans l'espace d'un mois, M. Escalier étant revenu promptement à Paris dès le début de la maladie. La vue est telle qu'elle était avant l'accident, et un traitement précautionnel indiqué préviendra sûrement le retour des mêmes accidents.

M. *Delatour Saint-Izer*, chef de bureau au ministère du commerce, avait complétement perdu l'œil droit par suite du développement d'une cataracte capsulo-lenticulaire, précédée et accompagnée de névralgies, congestions cérébro-oculaires, etc. La même affection s'était déclarée dans l'œil gauche. Les oculistes lui proposaient l'opération de l'œil droit, prétendant que, pendant que cet œil recouvrerait la vue, l'autre cessant de voir par suite du développement de la cataracte, il ne resterait point aveugle. Parfaitement éclairé sur les opérations de la cataracte et ses résultats (M. Delatour connaissait M. Milon et M. Kusch, employés au même ministère, cités dans cet ouvrage et guéris par nous depuis plusieurs années de la cataracte), M. Delatour s'est confié à nous, et le résultat de notre traitement a été jusqu'à ce jour aussi heureux qu'il pouvait le désirer. Il voit parfaitement de l'œil gauche, et la cataracte s'est en grande partie résorbée dans l'autre.

M. *Legué*, propriétaire à Rennes, commença en 1857
à s'apercevoir que ses yeux se couvraient par moments
d'un nuage épais. En 1859, il ne voyait plus à lire et à
écrire de l'œil droit; la cataracte était formée au point
qu'il ne pouvait même plus se conduire dans les rues.
M. Legué a suivi le traitement pendant quatre mois consécutifs : les cataractes ont été parfaitement guéries dans
les deux yeux, et sa vue est redevenue telle *qu'il voit
parfaitement à lire le journal et les plus petits caractères*,
SANS LUNETTES, ce qu'il ne pouvait faire avant le développement des cataractes. M. Legué est âgé de *quatre-
vingts ans*.

Mme *de Varenne*, propriétaire à Lunéville, était affectée de cataractes capsulo-lenticulaires aux deux yeux,
accompagnées de congestions cérébro-oculaires, douleurs névralgiques, diplopie (Mme de Varenne voyait plusieurs objets pour un). La vue s'était affaiblie au point
que Mme de Varenne ne pouvait distinguer les traits des
personnes qui lui parlaient. L'œil droit voyait à lire avec
la plus grande peine; la lecture était impossible de l'œil
gauche. Mme de Varenne, après quinze jours de traitement dirigé contre les névralgies, en a été parfaitement
guérie; elles ne se sont pas reproduites. Cette dame voit
à lire des deux yeux, n'éprouve plus de diplopie, n'a
plus de raies irisées dans les yeux. Des soins consécutifs
procureront sûrement la guérison des congestions-céré-
bro-oculaires, première cause de tous les accidents qui
avaient entraîné l'altération de la vision.

M. *de Church*, rue du Bac, à Paris, à la suite d'une ophthalmie purulente, fut attaqué de la cataracte aux deux yeux. Dans l'espace de deux mois, il ne vit plus à se conduire. Telle était sa situation lorsqu'il vint réclamer nos soins. M. de Church a parfaitement guéri et de l'ophthalmie et des cataractes, qui se sont dissipées en peu de temps. Sa vue est bonne. Il voit à lire, écrire, se conduire. Des soins consécutifs confirmeront sûrement la guérison et préviendront le retour des mêmes accidents. (77 ans.)

Mme *Widmer*, boulevard des Italiens, à Paris, était affectée de cataractes lenticulaires aux deux yeux; ces cataractes avaient été précédées et accompagnées de douleurs névralgiques de l'œil interne. Cette dame ne pouvait supporter la lumière; toute occupation, toute lecture lui était impossible. Nous avons procuré la guérison des cataractes, et la cessation des accidents névralgiques a rassuré cette dame sur la crainte d'une cécité inévitable et irremédiable.

M. *Georges* (*Auguste*), de Soissons, avait subi sans succès l'opération de la cataracte à l'œil droit. Cet œil s'était complétement atrophié à la suite des douleurs cruelles qu'il a souffertes après l'opération. La cataracte de l'œil gauche est en peu de jours devenue complète de commençante qu'elle était au moment de l'opération. De cet œil il ne peut plus se conduire; il est obligé de tâter le fauteuil sur lequel il veut s'asseoir. Après deux mois de traitement, M. Georges a vu parfaitement à se conduire et à écrire une lettre.

La sœur de Mme *Daoust*, citée dans ce livre, était affectée de cataractes aux deux yeux ; ces cataractes reconnaissaient pour cause une affection rhumatismale goutteuse qui avait déterminé le gonflement des os qui forment les orbites. Un traitement dirigé contre les accidents goutteux et contre la cataracte a ramené la vue au point où elle était deux ans auparavant. Cette dame voit à lire, écrire, etc., ce qu'elle ne pouvait faire quand elle a réclamé nos soins.

Nous avons donné des conseils et des soins à M. le Dr *Petroz*, le célèbre médecin homœopathe de Paris, qui, affecté de cataractes commençantes aux deux yeux (M. Petroz étant âgé de 79 ans), éprouvait les plus vives inquiétudes. M. le Dr Petroz nous avait confié dans le temps plusieurs de ses clients affectés de cataractes, que nous avions guéris : MM. d'Alton, Monck, Kuchtère, et un ancien notaire de Paris, dont nous avons oublié le nom. M. Petroz se proposait de publier un mémoire sur le traitement qu'il avait suivi, quand la mort est venue le surprendre.

M. *Sally*, négociant, rue du Conservatoire, à Pairs, a été opéré de la cataracte à l'œil droit. Cette première opération n'ayant point réussi, le même oculiste qui l'avait pratiquée procède à une seconde opération quelque temps après ; cette opération, aussi inutile que la première, est suivie de douleurs violentes cérébro-oculaires qui entraînent la fonte purulente de l'œil. Pour combattre ces accidents qui menacent la vie du malade, on met en application les saignées, les sangsues, les vésicatoires, la morphine, la strychnine, etc., etc. On épuise les forces du malade, on le réduit à la plus simple expression. Pendant ce temps, la cataracte de l'œil gauche devient complète ; le système nerveux est épuisé. Tel est l'état dans lequel M. Sally vient réclamer nos soins. Aujourd'hui la cataracte de l'œil gauche est dissipée, il ne reste qu'un peu de trouble nuageux. Le malade voit à se conduire dans son jardin et dans son appartement. Tout fait espérer que, les nerfs de l'œil se fortifiant, il recouvrera une vue satisfaisante.

M. le comte *de Gondrecourt*, de Nancy (déjà cité), nous a recommandé Mme *de Puyet*, rue de Rivoli, à Paris. Cette dame, âgée de 77 ans, ne voyait plus à se conduire ; depuis six mois, elle était obligée de faire lire ses lettres. Une de ses sœurs et sa mère étaient mortes aveugles. Aujourd'hui Mme de Puyet voit des deux yeux à se conduire, lire, écrire, etc.

Un négociant du Mexique, propriétaire de mines, éprouvait, toutes les fois qu'il était obligé de surveiller ses travaux, une douleur vive dans les yeux. Peu à peu sa vue se troubla, une cataracte capsulo-lenticulaire se forma dans l'œil droit ; dans l'espace de trois mois il devint aveugle de cet œil. L'œil gauche, atteint de trouble, étincelles, nuages, mouches volantes, lui causa la plus

vive appréhension. Il vint à Paris pour se faire opérer
par une des plus illustres réputations chirurgicales. L'o-
pération fut pratiquée à l'œil droit Le malade vit au
moment de l'opération, et distingua la main de l'opérateur dans un brouillard épais ; mais vingt-quatre heures
après, des douleurs violentes se déclarèrent, et ces douleurs furent suivies de la fonte complète de l'œil. Ce malade nous avait été recommandé avant son départ. Il était
si persuadé qu'il recouvrerait la vue à Paris, que la
cruelle déception qu'il éprouva lui causa des paroxysmes
de fureur qui furent cause qu'il perdit en peu de temps
la vue de l'œil gauche. Tel était son état lorsqu'il se res-
souvint de la recommandation qu'il avait pour nous.
Nous lui avons donné pendant un mois des soins qui ont
été inutiles. La vue n'est pas revenue, et, craignant pour
la vie du malade, nous l'avons engagé à se retirer chez
un de ses parents, éloigné de Paris, où il se soumettra
aux soins nécessaires pour calmer l'excitation cérébrale
à laquelle il est en proie, avant de recourir à nous de
nouveau.

Mme *de Lassé*, rue Saint-Georges, à Paris, se laissa
tomber, en montant l'escalier de la maison qu'elle habi-
tait, et resta sans connaissance. M. le Dr Fiévée, son médecin, lui donna les soins nécessaires. Quinze jours
après, Mme de Lassé se plaignit qu'elle voyait un brouillard épais devant ses yeux. Les cataractes se développèrent avec une rapidité effrayante. Après deux mois, elle
ne voyait plus à se conduire. Tel était l'état de Mme de
Lassé lorsque M. Fiévée nous l'adressa. La malade

éprouvait une douleur violente qui de l'œil se propageait au cerveau, incessante jour et nuit. Sous l'influence des traitements dirigés contre les cataractes et l'ébranlement cérébral qui en avait été la cause, Mme de Lassé voit à se conduire et à écrire en ce moment, mais ses yeux sont encore agités d'un mouvement convulsif.

M. *Jull*, de Genève, a été opéré de la cataracte à l'œil droit ; il y voyait encore, dit-il, à lire et à écrire quand il s'est soumis à l'opération. Cet œil était meilleur que l'autre, c'est la raison qui a engagé l'opérateur à lui donner la préférence. A la suite de l'opération, cet œil s'est complétement perdu. De l'œil gauche le malade ne voit plus à distinguer si c'est un homme ou une femme qui lui parle. M. Jull est âgé de 78 ans. Après deux mois de séjour à Paris, il voit parfaitement à se conduire ; de son appartement, situé au troisième étage, il distingue les personnes qui passent dans la rue ; il commence à lire une écriture de main un peu facile. A cette époque, il fut pris pour la deuxième fois d'une attaque de paralysie (hémiplégie). Il resta deux mois au lit, reprit l'usage de ses jambes et de ses mains, et retourna chez lui sans que sa vue ait été altérée pendant sa maladie.

Mme *Cay*, de Nancy, nous a été recommandée par M. Lambry (déjà cité). Mme Cay avait subi sans succès l'opération de la cataracte à l'œil droit ; la cataracte s'était reproduite, c'est-à-dire replacée. De l'autre œil Mme Cay ne voyait plus à se conduire ; cette dame éprouvait des douleurs névralgiques à la tête et dans les yeux.

Nous avons donné des soins pendant trois mois à Mme Cay ; les névralgies se sont dissipées, et la vue de l'œil gauche, qui n'avait pas été opéré, s'est rétablie au point qu'elle voyait à lire, écrire, se conduire, etc.

M. *Destouches*, propriétaire à Montmorency, était affecté de cataractes capsulo-lenticulaires complètes aux deux yeux. Il voyait les meubles de sa chambre de l'œil gauche seulement, mais il ne pouvait voir à se conduire par les rues. Depuis deux ans il ne voyait plus à lire. Toute son ambition, bien décidé à ne jamais se soumet-tre à l'opération de la cataracte, était de pouvoir lire et écrire. M. Destouches voit à lire, écrire, et se conduire avec précaution, car sa vue est d'une myopie extrême.

M. le marquis *de Golet*, rue Neuve, à Versailles, avait subi l'opération de la cataracte aux deux yeux en même temps. Cette première opération n'ayant produit aucun résultat, le même oculiste pratiqua quelque temps après une seconde opération à la suite de laquelle des douleurs cérébro-oculaires violentes se déclarèrent; à ces douleurs se joignirent des accidents névralgiques qui compromirent la vie de M. Golet. Les saignées, les sangsues, les vésicatoires, la strychnine, la morphine, le chloroforme, rien ne put procurer aucun soulagemeut au malade ; des hallucinations compliquèrent ces accidents. Les médecins déclarèrent qu'ils avaient usé tous les moyens que la science mettait à leur disposition. A cela se joignait une inflammation des globes oculaires, injectés de sang, volumineux, saillants hors de l'orbite, etc., etc. Tel était l'état de M. de G... Les *névral-gies*, les *hallucinations*, se sont complétement dissipées, les yeux ne sont plus injectés de sang, les globes oculaires ont repris leur volume naturel. *La cataracte de l'œil droit couvre encore toute la pupille.* Dans l'œil gauche la pupille est rétrécie, et réduite à la largeur d'une petite tête d'épingle formée par une membrane épaisse. La santé de M. le marquis de Golet est excellente. (80 ans.) Il voit un peu le jour. Nous espérons lui rendre un peu de vue en procurant la résolution de la cataracte dans l'œil droit.

Mme *Bourget*, propriétaire, barrière Montparnasse, nous a été adressée par son médecin le Dr Petit. Cette dame est affectée de cataracte lenticulaire aux deux yeux ; elle voit encore à se conduire de l'œil droit; depuis trois mois elle ne peut ni lire ni écrire. Après deux mois de soins, Mme Bourget voit à lire les faits Paris dans le *Journal des Débats*. De l'œil gauche elle distingue toutes les personnes qui sont dans le même salon. Cette dame guérira parfaitement des deux yeux.

Mme *Rouvier*, propriétaire, à Genève, nous a été adressée par Mlle Gourgas (déjà citée). Cette dame a subi l'opération de la cataracte à l'œil droit. La cataracte s'est reformée. Dans l'œil gauche existe une cataracte capsulo-lenticulaire volumineuse, épaisse, nacrée... Ces cataractes sont compliquées de névralgies, maux de tête, etc., etc. Les orbites sont par moments plus volumineux qu'ils ne devraient être. Mme Rouvier voit au-

jourd'hui parfaitement à lire et à se conduire ; elle n'é-
prouve plus de maux de tête, plus de névralgies ; sa
santé est excellente. La cataracte de l'œil gauche est en
très-grande partie résorbée.

Mme *Bonot*, rue Laffitte, à Paris. Depuis huit ans
Mme Bonot a commencé à se plaindre de ses yeux ; sa
vue par moments se troublait ; elle éprouvait des douleurs qui de la tête se répandaient dans les globes oculaires. A ces dispositions ont succédé des névralgies,
des congestions cérébro-oculaires, un tremblement nerveux général, des bourdonnements dans les oreilles.
Mme Bonot ne voit plus à se conduire ; depuis longtemps
elle ne peut plus lire. Les cataractes sont de nature capsulo-lenticulaire et complètes. Après un mois de traitement les douleurs sont apaisées, la cataracte se dissout
rapidement, Mme Bonot voit les caractères d'une affiche
de spectacle. Après trois mois de soins Mme Bonot peut
lire quelques lignes d'une écriture de main. Sa santé
et le système nerveux se fortifient. Elle guérira sûrement et conservera la vue.

Mme *Will*, boulevard des Italiens, est affectée de cataractes aux deux yeux ; ces cataractes ont été précédées
de douleurs nerveuses dans le globe oculaire. Mme Will
ne peut plus lire ; elle ne peut plus fixer un objet ; la cataracte est compliquée de ce que les oculistes appellent
une *amaurose*, affection que nous désignons sous le nom
de *névralgies oculaires*. Mme Will voit à lire en ce moment ; ses yeux se fortifient de jour en jour. Elle gué-

rira parfaitement de la cataracte et de l'amaurose, et conservera certainement la vue.

Nous avons rapporté, p: 335, qu'après que nous avions, sur la prière de M. le professeur Récamier, son parent et son médecin, rendu la vue à la célèbre Mme Récamier, à l'Abbaye-aux-Bois, cette dame était redevenue aveugle, et qu'après avoir subi l'opération de la cataracte par deux fois différentes, et par les mains de deux célèbres oculistes différents, elle était restée aveugle pour le reste de ses jours. Or, voici comment le fait est raconté dans un livre intitulé : *Souvenirs et correspondances de Mme Récamier*, par Mme LENORMAND, sa nièce :

« Le *remède* de M. le Dr Drouot, dans lequel la bella-
« done entre *certainement* pour une notable partie, ren-
« dit souvent, pour quelques heures, la vue à Mme Réca-
« mier. Ce fut ainsi qu'elle put *voir* et *admirer* le beau
« tableau de saint Augustin, qu'Ary Scheffer eut la
« bonne grâce de faire porter à l'Abbaye-aux-Bois, afin
« que Mme Récamier et M. de Châteaubriand le pussent
« contempler, etc. »

Si Mme Lenormand, ou plutôt si l'oculiste qui lui a suggéré ce jugement avait lu cet ouvrage, il aurait su que M. Drouot n'a pas UN remède pour guérir la cataracte; que M. Drouot déclare, page 12 de l'analyse de son *Traité de médecine rationnelle* (dans cet ouvrage), que *c'est une erreur séculaire dans la science de chercher* UN *remède pour guérir* UNE *maladie ancienne...*

Ce même oculiste aurait appris de M. le Dr Drouot qu'il n'est pas vrai que l'emploi de la belladone procure toujours une amélioration dans la vue. C'est le contraire qui a lieu (1).

Si Mme Récamier a vu, par les soins de M. Drouot, à lire, à écrire, et admirer, comme le dit l'auteur des *Souvenirs*, les tableaux d'Ary Scheffer ou de tout autre artiste, après trois mois de traitement seulement, il fallait ne pas obliger Mme Récamier à se soustraire aux soins de M. Drouot pour la placer dans des conditions où l'imperfection de la cure pouvait laisser se reproduire les mêmes causes de cécité.

Nous avons donné des soins, il y a quatorze ans, à M. *Petit-Lion*, quai de la Grève, à Paris, et nous avons rapporté que, par l'effet de la belladone qu'un oculiste plus célèbre qu'intelligent avait introduite dans l'œil droit afin de dilater la pupille (chose parfaitement inutile), la cataracte de cet œil, de commençante était devenue complète du matin au soir et que le malade était devenu borgne. M. Petit-Lion est venu réclamer nos soins cette année (1859), à la suite d'une violente ophthalmie,

---

(1) Toutes les personnes qui pour la première fois consultent les oculistes sont soumises par eux à deux moyens d'investigation : le premier est l'emploi de la *belladone*, qui, pendant plusieurs jours, les rend presque aveugles ; le second, c'est l'emploi de *l'ophthalmoscope*, instrument réflecteur qui projette une vive lumière à travers la pupille... Nous engageons ceux qui liront ce livre à ne jamais se soumettre à l'un ou à l'autre de ces genres d'exploration. Ils en *sentiront* les raisons.

déterminée par des congestions cérébro-oculaires négligées. Il voit aujourd'hui de ce même œil, qui, depuis quatorze ans, était obstrué par la cataracte. La cataracte a été amenée peu à peu à résolution ; il n'en reste en ce moment que de faibles traces.

M. *Robert Burke*, négociant de Philadelphie, avait subi sans succès l'opération de la cataracte à l'œil droit ; la cataracte de l'œil gauche était développée au point qu'il ne voyait plus à lire, écrire, etc. Après trois mois de traitement, M. Burke avait parfaitement recouvré la vue de l'œil gauche, qui n'avait pas été opéré.

Mme *Marquerie* était affectée de la cataracte aux deux yeux ; depuis deux ans la vue s'était affaiblie au point que cette dame ne voyait plus à lire de gros caractères. Ces cataractes avaient été causées et précédées par des névralgies. Mme Marquerie a vu parfaitement des deux yeux après trois mois de traitement. La guérison s'est confirmée.

Nous avons donné des soins, entre autres personnes affectées de cataractes commençantes, à deux employés du chemin de fer de l'Ouest, MM. *Waud* et *Milet*. Ces deux personnes ont recouvré parfaitement la vue et la conserveront sûrement, comme a fait M. Milan, déjà cité dans ces observations.

A la suite d'accidents de congestions, de goutte, etc., M. le comte de Sermisselle, guéri par nous de sa cataracte il y a quinze ans (déjà cité), avait remarqué qu'un nuage se formait sur ses yeux, et que les caractères d'un livre lui apparaissaient déformés et irréguliers. Cette tendance au retour de la cataracte, chose rare en général, s'est dissipée dans l'espace d'un mois d'un traitement régulier.

Mme *Desbordes*, rue de la Monnaie, à Paris. Mme Desbordes est la sœur de M. Parent, ancien peintre du cabinet du roi Charles X (déjà cité dans ce livre). M^mé Desbordes était affectée de cataractes lenticulaires aux deux yeux ; elle ne voyait plus les trottoirs dans la rue ; depuis six mois cette dame avait cessé de pouvoir lire et écrire. Après quinze jours de traitement, Mme Desbordes voit facilement à se conduire dans les rues ; après deux mois, elle lit le journal et voit aussi bien d'un œil que de l'autre.

M. *Lallemant*, chef au chemin de fer de l'Ouest, rue Thérèse, à Montmartre, avait été opéré de la cataracte à l'œil gauche. Cet œil s'était complétement perdu à la suite de l'opération ; une cataracte compliquée de névralgies s'était développée en même temps dans l'œil droit. Le patient ne voyait plus à lire et à écrire. Aujourd'hui M. Lallemant voit parfaitement, et depuis un an, de l'œil qui heureusement n'a pas été opéré.

Mme *Delaville-Léon*, rue Saint-Dominique-Saint-Germain, à Paris, était depuis trois ans affectée de cataractes aux deux yeux. Cette dame ne voyait plus à lire ; les cataractes étaient compliquées de douleurs nerveuses, fatigue à la lumière, étincelles, mouches volantes, etc. Mme Delaville-Léon voit aujourd'hui parfaitement des deux yeux ; les cataractes ainsi que les accidents qui les accompagnaient sont complétement dissipés.

Mlle *Uvier*, la sœur de Mme Delaville-Léon, avait depuis trois ans perdu l'œil gauche à la suite de la formation de la cataracte. De l'œil droit cette dame ne voyait plus à lire, écrire. Le soir elle avait peine à se conduire seule par les rues. Mlle Uvier voit aujourd'hui parfaitement de cet œil. Les cataractes et les symptômes qui les accompagnaient se sont complétement dissipés.

Mme la vicomtesse *de Soussay*, rue Saint-Dominique-Saint-Germain, était affectée de cataractes aux deux yeux. Ces cataractes étaient de nature glaucomateuse, affection regardée comme incurable par tous les oculistes jusqu'à ce jour. Mme de Soussay est parfaitement guérie des cataractes et n'aura rien à craindre de l'affection glaucomateuse en suivant les conseils que nous lui avons donnés.

Mme la comtesse *de Surval*, à Quesnay (Calvados), était affectée de cataractes aux deux yeux depuis deux ans. Cette dame est venue à nous sous les auspices de Mmes de Montigny et de Nesle, déjà citées. Mme de Surval a été rapidement guérie de ses cataractes et voit parfaitement des deux yeux. Mme de Surval nous a adressé M. Fichet, propriétaire à Caen.

M. *de Morel*, propriétaire, rue Basse-du-Rempart, avait subi l'opération de la cataracte à l'œil droit. Après l'opération il a recouvré la vue de manière à distinguer les meubles de sa chambre. Huit jours après, à la levée de l'appareil, il ne voyait plus de cet œil. La cataracte ayant été précédée de névralgies, nous avons d'abord fait cesser ces névralgies et les congestions qui les avaient précédées; puis, après avoir procuré la résolution de la cataracte, nous avons rendu à M. de Morel une vue très-bonne de l'œil qui n'avait pas été *heureusement* opéré.

Mme *Clifton*, déjà citée, nous a adressé M. Tesgno, gentilhomme anglais. M. Tesgno avait été traité vainement en Angleterre; vainement il s'était soumis aux traitements de divers oculistes allemands : il en était réduit à ne plus voir à lire et à écrire depuis un an. Il ne pouvait pas même se hasarder à aller seul par les rues. Après trois mois de traitement, M. Tesgno voyait à lire le *Times*.

Mme *Wollecumbe*, de Tygmouth, West Cliff (Devon), avait perdu l'œil gauche depuis trois ans, par suite de la cataracte. De l'œil droit cette dame ne voyait plus à lire et à écrire, etc. Ces cataractes avaient été précédées et accompagnées de congestions et de névralgies, etc. Après trois mois de traitement, Mme Wollecumbe voyait parfaitement de l'œil gauche et n'éprouvait aucune douleur ni à la tête ni dans les yeux. Une de ses amies, Mme Philips, affectée de cataractes aux deux yeux, a été, dans le même temps, parfaitement guérie, et nous a écrit qu'à son retour à Tegmouth, les mêmes médecins qui l'avaient déclarée affectée de la cataracte aux deux yeux avaient reconnu loyalement que les cataractes étaient *parfaitement* dissipées.

Une amie des précédentes, l'épouse du général *James*, ne voyait plus à lire depuis deux mois, par suite de la formation de cataractes sur les deux yeux. Après un mois de traitement, les cataractes (lenticulaires) étaient complétement dissipées, et la vue aussi bonne qu'auparavant.

Mme la vicomtesse *de Bourgon*, rue d'Astorg, avait, depuis deux années, perdu peu à peu la vue, par suite de la formation d'une cataracte sur les deux yeux, et ne voyait plus à lire ni d'un œil ni de l'autre. L'oculiste *célèbre* qui lui donnait des soins lui déclara qu'il serait nécessaire bientôt d'en venir à l'opération. Après s'être soumise à nos soins, Mme de Bourgon fit une visite à ce même oculiste, M. D..., qui, ignorant ce qui s'était passé, lui dit : « *Madame, vous êtes bien heureuse, le mal s'est arrêté naturellement.* » Depuis, Mme de Bourgon voit à lire des deux yeux, et les cataractes ont été parfaitement dissipées.

Le révérend *Ed. Crampton*, rue de l'Université, était, depuis trois ans, affecté de cataractes aux deux yeux, développées au point qu'il ne voyait plus à se conduire. Des douleurs névralgiques, accompagnées de mouches volantes, de stries lumineuses, compliquaient l'affection oculaire ; le malade était affecté de la goutte, etc. Après deux mois de traitement, il voyait à se conduire, même le soir, et lisait facilement une écriture de main proprement tracée.

Mme *Laîné*, propriétaire, rue Hauteville, était affectée de cataractes aux deux yeux Après avoir consulté tous les oculistes de Paris et suivi leur traitement, Mme Laîné, bien loin d'éprouver de l'amélioration, devenait plus aveugle de jour en jour. Aujourd'hui cette dame voit parfaitement des deux yeux, et sa vue n'est troublée que par le passage d'une espèce de mouche, visible seulement au soleil.

Mme *Widmer*, boulevard des Italiens, était affectée de cataractes aux deux yeux ; ces cataractes avaient été précédées et accompagnées d'irritation nerveuse de la rétine, sensibilité extrême à la lumière, vue des objets doubles, triples ; la lecture était impossible. Mme Widmer a été guérie parfaitement des cataractes ; sa vue est très-bonne ; la lumière vive ne cause aucune douleur. Mme Widmer nous a été adressée par Mlle Gourgas, déjà citée.

M. le comte *de Machaut*, rue de Lille, était affecté de cataractes lenticulaires aux deux yeux. L'œil gauche ne voyait plus à lire et écrire depuis quinze mois ; l'œil droit ne pouvait distinguer les caractères d'un journal. Ces cataractes avaient été précédées et accompagnées de mouches volantes, de taches nuageuses, etc. Après deux mois de traitement, M. le comte de Machaut a vu parfaitement à lire des deux yeux, aussi bien de l'un que de l'autre.

Mme la comtesse *de Saint-Belin*, d'Épernay, était depuis plusieurs années affectée de cataractes compliquées de névralgies, étincelles, etc. La vue était affaiblie au point qu'elle pouvait à peine compter les doigts de la main qu'on lui présentait à la distance de deux pouces de ses yeux ; il lui était impossible de voir les caractères les plus gros d'une affiche de spectacle. Après deux mois de traitement, Mme la comtesse de Saint-Belin voyait à lire non-seulement l'écriture de main, mais les caractères ordinaires d'impression d'un livre. Les symptômes d'irritation nerveuse une fois dissipés, la vue sera aussi bonne qu'auparavant.

M. *Le Coq de la Garde*, rue de la Madeleine, était affecté de cataractes capsulaires aux deux yeux ; ces cataractes étaient accompagnées de névralgie, de rétinite, d'étincelles ; il ne voyait à lire qu'à travers un épais brouillard et avec une fatigue extrême. Après avoir lu cinq ou six lignes, sa vue se perdait complétement ; les caractères disparaissaient, la page apparaissait toute noire, etc. Nous avons fait cesser d'abord les accidents qui avaient précédé l'apparition de la cataracte, et la vue s'est en peu de temps parfaitement rétablie.

Mme *Sigaldi*, rue des Bourdonnais, à Versailles, était, il y a deux ans, affectée de cataractes aux deux yeux, et ne voyait plus à lire, à écrire, et même à se conduire. Aujourd'hui Mme Sigaldi, la belle-mère de M. Delalande, ancien commandant de la garde nationale de Versailles, voit parfaitement à lire avec les lunettes qui lui servaient avant la production des cataractes.

Mme *Castairs*, d'Édimbourg, en Écosse, éprouvait depuis trois ans de vives douleurs dans les yeux, accompagnées d'étincelles, de lignes tantôt rouges, tantôt brillantes ; impossibilité de supporter la lumière ; disparition des objets au moindre effort, à la moindre fatigue de la vue, etc. Après trois mois de soins, Mme Castairs a été complétement guérie de ses douleurs névralgiques ; sa vue est redevenue aussi bonne qu'auparavant.

M. *de Foville*, propriétaire, rue Saint-Dominique, était affecté de cataractes aux deux yeux, remplis de taches tantôt rouges, tantôt roussâtres. Il ne lisait le journal qu'avec la plus grande difficulté. Les lumières, le soir, lui apparaissaient sous forme de rayons prismatiques. M. de Foville voit aujourd'hui comme il voyait auparavant, nous a-t-il dit.

Mme *Auger*, propriétaire, rue Monsieur-le-Prince, était affectée de cataractes aux deux yeux. Ces cataractes étaient accompagnées de névralgies, de photophobie, etc. Nous avons revu Mme Auger dernièrement (octobre 1862), et sa vue est aussi bonne qu'elle peut la désirer. La photophobie, les névralgies se sont dissipées.

Mme *Servatius* (de La Haye, Hollande) était atteinte depuis de longues années de névralgies à la tête et dans les globes oculaires. A la suite de ces douleurs, des cataractes se produisirent dans les deux yeux à la fois. Nous avons procuré la guérison des cataractes et dissipé les névralgies. Mme Servatius voit à lire (par suite de la modification éprouvée dans les yeux) avec des verres convexes n° 9, et voit de loin avec des verres concaves n° 15 (chose peu ordinaire).

Mme la vicomtesse *de Canélas*, aux Batignolles, perdit dans UN mois l'œil gauche, par suite d'amaurose et de cataracte ; la même affection s'était déclarée dans l'œil droit, quand elle vint réclamer nos soins. Nous avons été assez heureux pour guérir parfaitement cet œil, duquel Mᵐᵉ la vicomtesse voit depuis six mois comme auparavant.

M. *Lallemant*, propriétaire à Montford (Calvados), avait perdu l'œil gauche par suite d'une cataracte glaucomateuse. Il avait toute sa vie souffert des yeux. De l'œil droit il voyait à peine à se conduire. Un oculiste honnête homme avait par deux fois refusé de pratiquer inutilement l'opération de la cataracte. Non-seulement M. Lallemant a recouvré la vue de l'œil droit, mais encore il voit assez de l'œil gauche pour se conduire et lire des caractères moyens. Il ne reste que de très-légères traces de l'affection glaucomateuse.

M. *Fichet*, propriétaire à Caen, nous a été adressé par Mᵐᵉ la comtesse de Surval, déjà citée. M. Fichet avait complétement perdu l'œil gauche par suite d'une cataracte de cause amaurotique ; une cataracte s'était formée dans l'œil droit, au point qu'il ne voyait plus à lire et qu'il ne pouvait se conduire qu'avec peine dans les rues. M. Fichet est parfaitement guéri de cet œil et voit aussi bien que jamais depuis un an qu'il a cessé son traitement.

M. *Lavergne*, ancien commissaire du gouvernement anglais à l'île Maurice, demeurant rue de l'Arcade, avait depuis deux ans perdu l'œil gauche par suite de la formation d'une cataracte compliquée de névralgies, d'étincelles, de photophobie. De l'œil droit il ne voyait plus à se conduire, ne sortait plus seul dans les rues. M. La-

vergne a recouvré par nos soins une vue excellente.
De l'œil droit il lit, il écrit, comme avant la maladie, et
n'éprouve aucun des symptômes qui avaient accompagné
le développement des cataractes. La vue est également
revenue, quoique d'une manière imparfaite encore, dans
l'œil gauche.

Mme *Nimo*, propriétaire, rue Louis-le-Grand, était
atteinte depuis plusieurs années de conjonctivite et de
névralgies qui des paupières s'étaient portées dans les
yeux ; des cataractes s'étaient formées ; l'œil gauche ne
voyait plus que le jour, sans pouvoir distinguer aucun
objet. Par les soins que nous lui avons donnés, Mme Nimo voit aujourd'hui DES DEUX YEUX *aussi bien* qu'elle
voyait avant les maladies qui avaient entraîné la perte
complète d'un œil d'abord, et peu après l'altération pro-
fonde de l'autre.

Mme *Langlois*, propriétaire rue du Faubourg-Pois-
sonnière, était affectée de cataractes lenticulaires aux
deux yeux, sorte de cataractes que les oculistes consi-
dèrent comme les plus incurables. Après *deux mois de
traitement*, Mme Langlois voyait très-bien des deux
yeux, et les cataractes, *sans la permission des oculistes*,
s'étaient complétement dissipées.

Mme *Boutillier*, de Montréal (Canada), à Paris, rue de
l'Arcade, nous a été adressée par M. Bossange le père,
ancien libraire, un de nos clients. Cette dame était affectée de cataractes lenticulaires aux deux yeux ; depuis
un an elle ne voyait plus à se conduire par les rues, etc.
Aujourd'hui, Mme Boutillier voit parfaitement à lire, et

peut lire une partie de la journée sans éprouver aucune fatigue dans les yeux.

Nous avons revu cette année lady *Compton* (citée plus haut), à laquelle, il y a sept ans, nous avions donné des soins. Lady Compton était, il y a sept ans, affectée de cataractes compliquées de névralgies aux deux yeux. Le droit était tout à fait perdu. Depuis ce temps lady Compton a conservé la vue que nous lui avions rendue. Elle voit à lire, écrire, etc. Les névralgies seules étaient revenues, quoique moins fréquentes.

L'épouse de M. *Buller*, Esq., Plympton, Devon (Angleterre), était depuis trois ans atteinte de cataractes aux deux yeux. Ces cataractes étaient compliquées de névralgies, étincelles, taches brunâtres, de diplopie (Mme Buller voyait plusieurs objets pour un). Elle ne pouvait supporter la lumière, etc. Les cataractes et les accidents qui en avaient accompagné le développement se sont dissipés. Mme Buller voit à lire, à écrire, etc., et n'éprouve aucune douleur à la tête ou dans les yeux.

M. *Van Heddeghem*, officier de la Légion d'honneur, président du Conseil de surveillance de la Caisse d'escompte, rue des Augustins, à Lille, était affecté depuis deux ans de cataractes aux deux yeux. M. Van Heddeghem est aujourd'hui parfaitement guéri de ses cataractes et jouit d'une vue aussi bonne qu'on peut la désirer.

Mme *Bridel*, propriétaire à Gaimont, près de Genève, avait depuis un an complétement perdu l'œil droit par suite du développement d'une cataracte compliquée d'amaurose. Le gauche lui suffisait à peine pour se conduire, bien qu'il lui fût impossible de distinguer les trottoirs dans les rues ou les marches d'un escalier. Mme Bridel a *parfaitement* recouvré la vue de cet œil, et voit aussi bien de cet œil qu'avant qu'elle fût atteinte de la cataracte. Cette dame nous avait été adressée par Mmes Rouvier et Gourzas, de Genève, déjà citées.

Nota. — Il faut observer que toutes les personnes dont nous venons de faire mention étaient, *depuis plusieurs années*, atteintes des maladies *des yeux*, qui, peu à peu, leur avaient fait perdre la vue. La plupart étaient affectées de cataractes, pré·cédées ou accompagnées de *névralgies* ou d'*amaurose*; plusieurs avaient subi *sans succès*, mais non sans déception cruelle, l'opération de la *cataracte;* presque toutes avaient perdu un œil et avaient cessé de voir à *lire*, à *écrire* ou à *se conduire* de l'autre... Toutes avaient consulté les oculistes en vogue, non · seulement en·France, mais à l'étranger; à toutes il avait été répondu : *Il n'y a rien à faire; il faut devenir aveugle;* il est *impossible d'arrêter la marche de la cataracte,* etc. Or, toutes ces personnes ont, en peu de temps, non·seulement recouvré, mais conservé la vue, par l'application de traitements propres à modifier favorablement la santé générale, en même temps qu'à réparer les désordres produits par la maladie dans les organes de la vue.

1863.

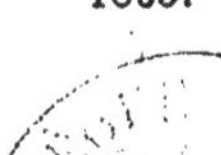

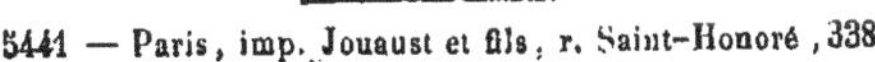

5441 — Paris, imp. Jouaust et fils, r. Saint-Honoré, 338.